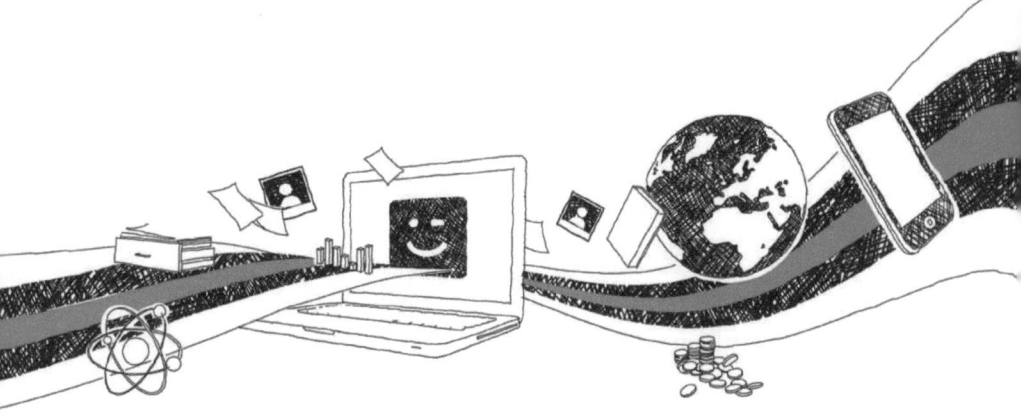
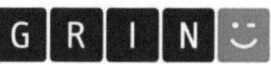

Gesundheitsförderung bei Kindergartenkindern. Fit für die Zukunft

Aileen Pawlick

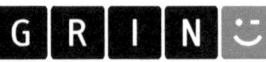

Bibliografische Information der Deutschen Nationalbibliothek:

Die Deutsche Nationalbibliothek verzeichnet diese Publikation in der Deutschen Nationalbibliografie; detaillierte bibliografische Daten sind im Internet über http://dnb.d-nb.de abrufbar.

ISBN: 9783346430939
Dieses Buch ist auch als E-Book erhältlich.

© GRIN Publishing GmbH
Nymphenburger Straße 86
80636 München

Druck und Bindung: Books on Demand GmbH, Norderstedt Germany
Gedruckt auf säurefreiem Papier aus verantwortungsvollen Quellen

Das vorliegende Werk wurde sorgfältig erarbeitet. Dennoch übernehmen Autoren und Verlag für die Richtigkeit von Angaben, Hinweisen, Links und Ratschlägen sowie eventuelle Druckfehler keine Haftung.

Das Buch bei GRIN: https://www.grin.com/document/1027159

Hamburger Fern-Hochschule

Psychologie (B.Sc.)

Hausarbeit
Gesundheitsförderung bei Kindergartenkindern

von

Aileen Pawlick

2021

INHALTSVERZEICHNIS

1 EINLEITUNG

Die ersten Lebensjahre eines Kindes sind von großer Bedeutung für seine Ent-wicklung. Es werden gesundheitsrelevante Einstellungen sowie Verhaltenswei-sen erlernt und gefestigt, die sehr prägend für die Entwicklung sein können (Zimmer, 2002, S. 964f). Obwohl die Gesundheit der Kinder in Deutschland eher positiv zu bewerten ist, konnten bei ca. 20 Prozent der Kinder Gesund-heitsauffälligkeiten festgestellt werden (Bundeszentrale für Gesundheitliche Aufklärung (BZgA), 2018, S. 440). So zeigt sich eine Verschiebung von akuten hin zu chronischen Krankheiten und von körperlichen zu psychischen Störun-gen (Holoch, Lüdeke, & Zoller, 2017). Dazu gehören Entwicklungsauffälligkei-ten im Bereich von Bewegung, Sprache, Verhalten und Ernährung. Besonders gefährdet sind Kinder in einem Familienumfeld, das durch Armut, Arbeitslosig-keit, soziale Isolation, ungünstige Wohnumgebung und Migrationshintergrund geprägt ist. Diese negativen Einflüsse können sich ungünstig auf die körperli-che, soziale und psychische Entwicklung auswirken (Bundeszentrale für Ge-sundheitliche Aufklärung (BZgA), 2018, S. 440). Schuleingangsuntersuchungen zur Früherkennung konnten gesundheitliche Probleme und Entwicklungsauffäl-ligkeiten bei Kindern in der motorischen Entwicklung, der Koordinationsfähig-keit, sowie Haltungsschäden und Fehlernährung feststellen. Es konnten auch Probleme in der Sprachentwicklung, Wahrnehmung und dem Hör- und Sehver-mögen festgestellt werden. Des Weiteren leiden viele Kinder an Verhaltensauf-fälligkeiten und Konzentrationsstörungen (Zimmer, 2002, S. 964). Daher ist es wichtig, eine Gesundheitsförderung frühzeitig einzusetzen um negative Folgen in der Entwicklung zu vermeiden (Zimmer, 2002, S. 964f). Diese Arbeit wird sich mit der Fragestellung beschäftigen „Welche gesundheitsfördernden Maßnah-men können nachhaltig die Entwicklung bei Kindergartenkindern stärken?". Hier wird der Schwerpunkt auf Gesundheitsförderung durch Bewegung gesetzt und es werden Kinder im Alter zwischen 3 und 6 Jahren betrachtet.

Im ersten Teil der Arbeit wird näher auf die Definition von Gesundheit und Ge-sundheitsförderung eingegangen, sowie Rahmenbedingungen, Handlungsfel-der und Gesundheitsressourcen. Bei der Behandlung des Kernthemas dieser Arbeit im zweiten Teil werden mögliche Gesundheitsförderungsmaßnahmen im Bereich Kindergarten und Bewegung sowie mögliche Schwachstellen dieser Maßnahmen aufgezeigt.

2   GESUNDHEIT UND GESUNDHEITSFÖRDERUNG

2.1   Definition Gesundheit

Der Gesundheitsbegriff wurde Mitte des 20. Jahrhunderts positiv von der Welt-gesundheitsorganisation (WHO) geprägt. Die WHO definiert die Gesundheit als einen Zustand des vollständigen körperlichen, psychischen und sozialen Wohl-befindens. Dies beinhaltet nicht nur die Abwesenheit von Krankheit, sondern vielmehr wird hier ein ganzheitlicher Ansatz verfolgt (Lippke & Renneberg, 2006). Das Biopsychosoziale Modell veranschaulicht und verbindet die biolo-gisch-organischen, psychischen und sozialen Aspekte der Gesundheit und zeigt die Wechselbeziehung zwischen den einzelnen Dimensionen auf (Abb. 1). Im Hauptfokus des Modells stehen die Schutzfaktoren und die Widerstandsfä-higkeit des Menschen (Lippke & Renneberg, 2006).

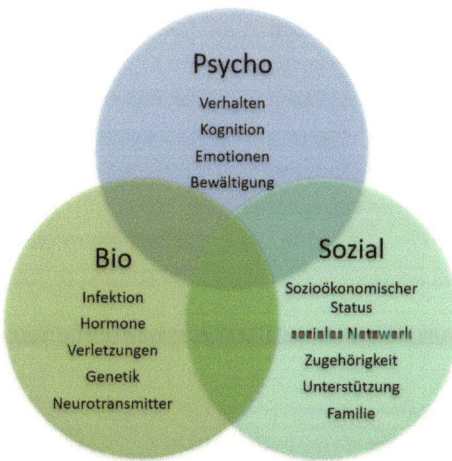

Abb. 1: Das biopsychosoziale Modell. Eigene Darstellung in Anlehnung an die Darstel-lung von Lippke & Renneberg (2006).

Des Weiteren kann die Gesundheit in verschiedene Gesundheitsressourcen unterteilt werden: Erster Teil sind die körperlichen Ressourcen, hier ist z.B. die Bewegungsfähigkeit gemeint. Zweiter Teil sind die personalen Ressourcen, die mit einem positiven Selbstvertrauen und Selbstbild sowie Optimismus verbun-den sind, und dritter Teil sind die sozialen Ressourcen, wie z.B. Akzeptanz und das Unterstützen in sozialen Gruppen (BZgA, 2005, S. 50; Zimmer, 2002, S. 966).

2.2 Rahmenbedingungen für eine gesunde Entwicklung

Damit sich ein Kind gesund entwickeln kann, sollten bestimmte Rahmenbedingungen eingehalten werden. So wird z.b. laut der BZgA (2017) eine Bewegungszeit bei Kindergartenkindern im Alter von 4 bis 6 Jahren von mindestens 180 Minuten pro Tag empfohlen. Diese sollten aus angeleiteten und nichtangeleiteten Bewegungen bestehen. Des Weiteren sollten auch Sitzzeiten sowie die Nutzung von Bildschirmmedien auf ein Minimum reduziert werden, im Optimalfall auf maximal 30 Minuten pro Tag. Die Einhaltung dieser Regeln wirkt sich positiv auf die körperliche, kognitive und psychosoziale Entwicklung des Kindes aus. Körperliche Bewegungen haben außerdem einen positiven Effekt auf das Herz-Kreislaufsystem, die Knochengesundheit, das Körpergewicht, die motorischen Fähigkeiten, die geistige Leistungsfähigkeit und das Selbstwertgefühl. Auch gibt es Hinweise, dass die körperliche Bewegungszeit sich positiv im Erwachsenalter auswirkt (BZgA, 2017, S. 23f). Die World Health Organization (2010) empfiehlt Kindern und Jugendlichen im Alter zwischen 5 und 17 Jahren mindestens eine Bewegungszeit von 60 Minuten täglich. Hier sollten verschiedene Aktivitäten mit unterschiedlicher Intensität eingesetzt werden. Bewegungsmangel konnte als der vierthäufigste Risikofaktor für die globale Sterblichkeit festgestellt werden (World Health Organization, 2010, S. 7). Daher ist Bewegung ein wichtiges Element der Gesundheit und sollte so früh wie möglich im Alltag eines Kindes integriert werden.

Des Weiteren ist ein stabiles und kindgerechtes Familienumfeld wichtig, welches einen positiven Einfluss auf die körperliche, soziale und psychische Entwicklung hat (Bundeszentrale für Gesundheitliche Aufklärung (BZgA), 2018, S. 440). So leben in Deutschland immer noch ca. 21 Prozent der Kinder in Armut. Studien konnten aufzeigen, dass sozial benachteiligte Menschen mehr unter Gesundheitsbeschwerden wie chronischen Erkrankungen leiden und höhere Risikofaktoren für Übergewicht besitzen (Gosch, 2019).

2.3 Definition Gesundheitsförderung

Das Konzept der Gesundheitsförderung wurde 1986 von der Weltgesundheitsorganisation (WHO) mit der Ottawa-Charta ins Leben gerufen. Das Ziel war es, eine gute Gesundheit für alle Menschen zu verwirklichen. Die Gesundheitsförderung hat hierbei die Aufgabe, die Gesundheit zu stärken und ein positives Wohlbefinden zu fördern, sowie eine gesündere Lebensweise zu unterstützen. Die Gesundheit sollte als fester Bestandteil im Leben verstanden werden und

nicht als ein Ziel, welches erst erreicht werden muss (Gosch, 2019, S. 37). Die
Gesundheitsförderung sollte ganzheitlich ansetzen und speziell die biopsychosozialen Perspektiven mitbetrachten (Gosch, 2019, S. 9). Sehr eng verflochten
mit der Gesundheitsförderung ist die gesundheitsbezogene Prävention. Sie
strebt ebenso eine Verbesserung der Gesundheit an. Trotzdem gibt es hier Un-
terschiede in der Umsetzungsstrategie. So ist die Prävention für die Vermei-
dung und Vorbeuge der Krankheiten zuständig und die Gesundheitsförderung
für das Stärken der Bewältigungsressourcen sowie die Schaffung einer bewuss-
ten gesundheitsorientierten Haltung. Die beiden Ansätze sind ergänzend zu be-
trachten (Gosch, 2019, S. 35), weshalb Präventionsansätze in diese Arbeit mit
einfließen.

2.4 Handlungsfelder im Bereich der Gesundheitsförderung

Im Jahre 1986 wurde von der WHO zur Gesundheitsförderung die Ottawa-
Charta veröffentlicht, welche drei grundsätzliche Handlungsstrategien und fünf
Handlungsfelder beschreibt. Die drei Handlungsstrategien beinhalten die An-
waltschaft für Gesundheit, bei der durch Interessenvertretung aktiv Einfluss auf
die Politik genommen werden soll, das Ermöglichen von Veränderungen und
das Vermitteln und Vernetzen. Dies kann durch Partnerschaften gefördert werden, die sich innerhalb und außerhalb des Gesundheitswesens befinden. Die
daraus entstehenden fünf Handlungsfelder werden nach Gosch (2019) unterteilt in: 1. „Gesundheitsfördernde Gesamtpolitik", welche das Ziel hat, die Gesundheit in allen Bereichen der Politik zu integrieren; 2. „gesundheitsfördernde
Lebenswelten", womit die physische und die soziale Lebenswelt gemeint sind,
welche positiv im Bereich Leben, Freizeit und Arbeit gefördert werden sollen; 3.
„gesundheitsbezogene Gemeinschaftsaktionen", in Form der Förderung von
Aktivitäten in Gemeinden; 4. „Gesundheitsdienste neu orientieren", wo es da-
rum geht die Gesundheitsdienste stärker in die Gesundheitsversorgungssys-
teme zu integrieren; und 5. „persönliche Kompetenz entwickeln", wie z.B. die
Lebenskompetenz, die positiven Einfluss auf die eigene Gesundheit nehmen
soll (Gosch, 2019, S. 37f.). Die Gesundheitsförderung für Kinder im Vorschulal-
ter kann in drei Bereiche, die Aufklärung im Bereich der Ernährung, die Bewegungsförderung, die über die Körpererfahrung und Bewegungsfreude erfolgen
kann, und die psychosoziale Gesundheit, welche die Selbstwirksamkeit und So-
zialkompetenz anspricht, unterteilt werden (Zimmer, 2002, S. 966). Diese Haus-
arbeit wird sich überwiegend mit der Bewegungsförderung und der psychosozi-
alen Gesundheit beschäftigen.

3   MÖGLICHE GESUNDHEITSFÖRDERUNGSMAßNAHMEN

3.1   Setting im Kindergarten

Der Kindergarten ist eine gute Möglichkeit um gesundheitsfördernde Maßnahmen frühzeitig einzusetzen. Er ist ein Ort, wo viele Kinder in verschiedenen Altersstufen erreicht werden (BzgA, 2005, S. 11; Zimmer, 2002). So belief sich in 2018 z.b. die Anzahl der Kinder zwischen 3 und 6 Jahren, die einen Kindergartenplatz in Baden-Württemberg in Anspruch genommen haben auf 93,1 Prozent (Wartha et al., 2019). Dieser Ansatz wird noch gestärkt durch den §24 im Kinder- und Jugendhilfegesetz, welches besagt, dass nach Vollenden des dritten Lebensjahres bis zum Eintritt in die Schule ein Anspruch auf einen Kindergartenplatz für jedes Kind besteht (Zimmer, 2002, S. 968). Auch sozial schwächere Bevölkerungsschichten, die oft schwer erreichbar sind, könnten von der Gesundheitsförderung profitieren. Daher bietet sich der Kindergarten als Setting sehr gut an (BZgA, 2005, S.11; Zimmer, 2002). Außerdem sollte der Kindergarten ein Ort sein, der ohne Leistungsdruck auf die Bedürfnisse der Kinder eingeht (Zimmer, 2002, S. 965).

Des Weiteren bietet sich der Kindergarten als gute Schnittstelle für die Zusammenarbeit mit anderen Akteuren, wie z.B. Ärzten, psychologischen Beratungsstellen und dem Gesundheitsamt an, sodass Gesundheitsmaßnahmen besser und gezielter umgesetzt werden können. Auch im Bereich der Familie und Freizeitaktivitäten könnten Gesundheitsmaßnahmen durch den Kindergarten positiv gefördert werden (Zimmer, 2002). Um die Gesundheitsförderung nachhaltig in den Kindergartenstätten und in den Familien zu integrieren, ist es wichtig, dass eine positive Bereitschaft bei den Beteiligten, also den Kindern, Erziehern und Eltern, vorhanden ist. Die Förderung sollte als positiv und nützlich wahrgenommen werden (Gosch, 2019, S. 62; Zimmer, 2002, S. 966). Des Weiteren wäre es wichtig eine Umgebung für Kinder zu schaffen, wo die Wahrnehmungs- und Bewegungserfahrung gezielt gefördert werden, da diese eine gesunde und harmonische Persönlichkeitsentwicklung unterstützen. Gesundheitsfördernde Maßnahmen sollten auch alle drei Gesundheitsressourcen, die körperlichen, personalen und sozialen Aspekte, mitberücksichtigen um das Kind in seiner Ganzheitlichkeit zu stärken (Zimmer, 2002, S. 966).

Dafür sollten nach Zimmer (2002) folgende Voraussetzungen gegeben sein, um eine Gesundheitsförderung im Kindergarten erfolgreich umzusetzen: Der Kindergarten sollte über möglichst ausreichende Raumressourcen und

Raumgestaltung verfügen, sowie eine angenehme Atmosphäre schaffen. Bewegungs- und Ruhebereiche für Kinder sollten ermöglicht werden. Die Gesundheitsförderung sollte in das pädagogische Konzept eingebettet werden. Das Vorhandensein von qualifiziertem Personal im Bereich der Gesundheitsförderung muss sichergestellt sein. Kindgerechte Medien und Materialen für die Gesundheitserziehung müssen bereitgestellt werden. Die Eltern sollten z.B. durch Informationsabende einbezogen werden und es sollten Interaktionsmöglichkeiten zwischen Kindern und Eltern geschaffen werden. Kooperationen mit anderen Institutionen sollten gefördert werden. Des Weiteren können Leitlinien für die Gesundheitsförderung im Setting Kindergarten genutzt werden, da diese einen kindgerechten Zugang ermöglichen und die Gesundheitsressourcen der Kinder stärken (Zimmer, 2002, S. 967). Die von Zimmer (2002) angesprochenen Leitlinien wurden in einer Fachtagung zum Thema „Gesundheitsförderung im Kindergarten" von Experten ausgearbeitet und beinhalten das Fördern von Freude durch Bewegung, Förderung von Körperwahrnehmungen und stärken der Lebenskompetenzen im Familien- und Lebensbereich (BZgA, 2005, S. 192). Eine gute Möglichkeit um die Leitlinien umzusetzen bietet die Psychomotorik. Die Psychomotorik verfolgt das Ziel, einerseits durch Bewegung die Persönlichkeit zu stabilisieren, indem sie ein positives Selbstwertgefühl und Selbstkonzept und das Selbstvertrauen stärkt, sowie eine bewusste Selbst- und Körperwahrnehmung erlebbar macht und anderseits die Kompetenzen durch soziale und kommunikative Fähigkeiten sowie Stressbewältigung und Entspannungstechniken fördert (Zimmer, 2002, S. 967f).

Eine andere Möglichkeit um die Gesundheitsförderung im Kindergarten zu stärken zeigt Kerschenbauer (2011) in ihrer Diplomarbeit auf. Kerschenbauer (2011) untersuchte anhand von Befragungen, ob Public Health Nursing in Bezug auf Gesundheitsförderung im Kindergarten eingesetzt werden sollte. Die Funktion des Public Health Nursing ist, die Gesundheit einer bestimmten Bevölkerungsgruppe zu fördern und dadurch die Lebensqualität zu verbessern und vor Krankheit zu schützen (Hasseler, 2006). Die Auswertung der Antworten der befragten KindergartenpädagogInnen konnte aufzeigen, dass generell eine frühzeitige Gesundheitsförderung befürwortet wird. Oftmals wird diese aber aufgrund von nicht vorhandenen zeitlichen, finanziellen und personellen Ressourcen erschwert. Weiterhin wurde bemängelt, dass in der pädagogischen Ausbildung zu wenig auf Gesundheitsförderung im Kindesalter eingegangen wird. Hierbei könnte das Public Health Nursing einen wichtigen Beitrag in der pädagogischen Ausbildung und in der pädagogischen Erziehung im Kindergarten leisten, indem in diesen Bereichen gezielte Fortbildungen und Maßnahmen angeboten sowie geeignete Informationsmaterialien zur Verfügung gestellt werden (Kerschenbauer, 2011). Weitere Aufgaben des Public Health Nursing könnten sein, mehr Gesundheitsprojekte zu unterstützen und zu fördern, ein verbessertes Gesundheitsbewusstsein bei Kindern und Eltern zu schaffen sowie ein Bindeglied zwischen den Kindergärten und weiteren Kooperationspartnern zu sein, sodass eine bessere Vernetzung entsteht (Kerschenbauer, 2011). Zusätzlich zum Bedarf zur Integration eines Public Health Nursing im Kindergartensetting konnte in der Arbeit aber auch aufgezeigt werden, dass die Umsetzung mit einem großen Arbeits- und Zeitaufwand verbunden ist. Daher könnte dies nicht so einfach in den aktuellen Kindergartenstrukturen geschehen, sondern eine sinnvolle Integration des Public Health Nursing könnte vielmehr über eine Gesundheitsförderung verwirklicht werden (Kerschenbauer, 2011).

3.2 Gesundheitsförderung durch Bewegung

Bewegung bietet dem Kind die Möglichkeit das eigene Erleben körperlich fühlbar zu machen und sich mit der Umwelt auseinanderzusetzten (Gosch, 2019, S. 85). Durch Bewegungsförderung soll die kindliche Bewegungs- und Spielfreude gefördert und die motorischen Fähigkeiten sowie das Wohlbefinden des Kindes gestärkt werden (Gosch, 2019, S. 94). Die Bewegungsförderung spielt eine wichtige Rolle für die körperliche und motorische Entwicklung eines Kindes (Zimmer, 2002, S. 964). Untersuchungen gehen davon aus, dass sich die motorischen Fähigkeiten von Kindern in den letzten Jahren um 10 Prozent verschlechtert haben (Zimmer, 2002, S. 966). Aktuelle Ergebnisse zeigen auf, dass nur rund 22 Prozent der Mädchen und rund 29 Prozent der Jungen im Alter von 3 bis 17 Jahren die empfohlene WHO Richtlinie von mindestens 60 Minuten körperlicher Aktivität pro Tag erreichen (Robert Koch-Institut, 2018, S. 24). Bewegung sollte somit als eine Gesundheitsressource und Schutzfaktor gesehen werden (Gosch, 2019, S. 85). Sie hat einen Einfluss auf die gesamte Persönlichkeit. So konnten positive Zusammenhänge zwischen motorischer Leistungsfähigkeit und der kognitiven Entwicklung aufgezeigt werden (Krug et al., 2019, S. 1242).

Bewegungsförderung kann in den Bereichen Wahrnehmung, Grob-, Fein, Visuo- (Koordination visueller Wahrnehmung) und Okulomotorik (Augenbewegung), Überkreuzbewegung, Koordination und Beweglichkeit, Gleichgewicht, Ausdauer, Geschwindigkeit, Reaktionsfähigkeit, Kraft, Rhythmik, Entspannung und Mimik ansetzen (Gosch, 2019, S. 94f.). Bewegungsförderung für Kinder sollte in verschiedenen Umgebungen umgesetzt werden. So empfiehlt die BZgA (2017) die Bewegungsförderung einerseits im häuslichen Umfeld mit den Bezugspersonen zu integrieren. Hierbei ist es wichtig, dass die Bezugspersonen in den Bewegungsaktivitäten aktiv eingebunden sind, aber auch Bewegungsimpulse geben sowie Materialien zur Verfügung stellen. Zum anderen sollten Bewegungsaktivitäten im Kindergarten angeboten werden. Dafür sollten geeignete Bewegungsmöglichkeiten wie z.b. Bewegungsräume sowie qualifiziertes pädagogisches Fachpersonal vorhanden sein (BZgA, 2017, S. 54f.). Hier wäre die Möglichkeit, die Bewegung durch verschiedene wirkungsvolle Projekte im Kindergarten zu integrieren. So konnte z.b. das Projekt „Hüpfdötzchen – Kindergarten in Bewegung" einen positiven Beitrag zur Gesundheitsförderung leisten und wurde auch Bestandteil des WHO-Netzwerkes der Regionen für Gesundheit (Zimmer, 2002, S. 967f). Genauso konnte ein weiteres Projekt mit dem Titel „Kinder stark machen" positive Erfolge zielen. Hierbei Stand im Fokus, dass sich das Kind durch Bewegung mit sich selbst, der Umgebung und den eigenen Gefühlen auseinandersetzt. Auch hier stand das Stärken des Selbstwertgefühls und Selbstvertrauens im Vordergrund. Die Durchführung erfolgte über einen psychomotorischen Teil (Zimmer, 2002, S. 967f). Ein weiteres Programm „Komm mit in das gesunde Boot", welches von der Baden-Württemberg Stiftung gefördert wurde, hatte das Ziel eine Gesundheitsförderung im Bereich der Bewegung, Ernährung und Freizeit im Kindergarten und Grundschulalter umzusetzen (Wartha et al., 2015, S. 5). Das Programm beinhaltete 56 Bewegungskarteikarten, 20 Bewegungsstunden, 30 Einheiten im Bereich Bewegung, Freizeitgestaltung und Ernährung sowie fünf Elternbriefe und Vorlagen für zwei Elternabende (Wartha et al., 2015, S. 15). Verschiedene Studien von Kobel et al. (2019) oder Kobel et al. (2020) konnten die Wirksamkeit dieses Programms aufzeigen. So konnte bei beiden Studien eine erhöhte Ausdauerkapazität und körperliche Aktivität nachgewiesen werden, welche wichtig sind, um motorische Fähigkeiten zu verbessern (Kobel et al., 2020, 2019). Ein weiteres Programm mit dem Namen PAPILO wurde von Kaluza & Lohaus (2006) erarbeitet. Dieses fördert die sozial-emotionale Kompetenz und soll Verhaltensauffälligkeiten bei Kindern minimieren. Karger (2015) konnte verschiedene geeignete bewegungsfördernde Projekte herausarbeiten. So konnten anhand von Ausschlusskriterien in einem ersten Schritt 205 geeignete Maßnahmen im Setting Kindergarten ermittelt werden. Fünfzehn Projekte erfüllten am Ende die Einschlusskriterien, welche z.B. aus der Projektdauer, dem Schwerpunkt des Projektes und der

Qualitätssicherung bestanden (Karger, 2015). Die Projektdauer spielt hier eine entscheidende Rolle. So wurde auf Bundesebene Kritik gegenüber zeitlich begrenzten Projekten geäußert, da diese z.b. in Kindergärten oft nicht weitergeführt werden und so der langfristige Erfolg ausbleibt. Daher besteht hier Handlungsbedarf zur nachhaltigen Umsetzung. Eine Möglichkeit wäre, die kommunalen Präventionsketten durch bessere Vernetzung von Gesundheits- und Bildungsbereichen sowie Kooperationspartnern zu nutzen (Gosch, 2019, S. 46). Die Aufgabe einer kommunalen Präventionskette ist, Strategien auf kommunaler Ebene zu entwickeln um geeignete und bedarfsgerechte Maßnahmen und Ressourcen für alle Menschen zugänglich zu machen, unter Berücksichtigung des gesunden Aufwachsens aller Menschen (Gosch, 2019, S. 46; Richter-Kornweitz, Holz, & Kilian, 2017).

Des Weiteren sollte Bewegungsförderung auch in die Freizeitaktivitäten eingebaut werden (BZgA, 2017, S. 54f.), z.B. in Sporthallen oder Sportvereinen. Es gibt auch Projekt wie z.b. „Minifit", welches im Wald umgesetzt wird oder das Projekt „CABUWAZI", welches im Zirkus Anwendung findet (Gosch, 2019, S. 96). Eine weitere Möglichkeit um die Bewegung für Kinder zu fördern, ist das Bereitstellen von Naturerfahrungsräumen. Die genutzten Naturräume sind im Freien und überwiegend naturbelassen und beinhalten Pflanzen und Tiere. Hierbei kann das Kind z.b. durch bauen von Hütten Selbstwirksamkeit erfahren und neue Fähigkeiten erlernen (Friede et al., 2020).

3.3   Gesundheitsförderung fit für die Zukunft machen

Kobel & Wartha (2020) zeigen in ihrem Beitrag auf, welche Veränderungen in den nächsten Jahren stattfinden müssen, um eine nachhaltige Gesundheitsförderung voranzubringen. Auch sie betonen, dass das Gesundheits- und Bewegungsverhalten in jungen Jahren verankert werden muss, da die ersten Lebensjahre sehr prägend sind und Erlerntes schwer veränderbar ist. So fordern sie, dass Bewegungsförderung schon von Anfang an im Alltag und in verschiedenen Settings eines Kindes integriert werden muss. Ebenso ist es wichtig, dass Eltern über die Wichtigkeit der Bewegung für die kindliche Entwicklung frühzeitig informiert werden. Das kann z.B. durch die ersten Gesundheitsuntersuchungen beim Kinderarzt erfolgen (Kobel & Wartha, 2020). In den USA wird unter anderem mit dem Konzept „Bewegung ist Medizin" aktiv auf diese Thematik von den Hausärzten und Ärzten bei den Patienten eingegangen. Daher sollte Gesundheitsförderung schon im Medizinstudium fest verankert werden. Auch die

Krankenkassen müssten mehr Gesundheitsmaßnahmen im frühen Kindesalter anbieten (Kobel & Wartha, 2020). Das neue Präventionsgesetz, welches im Jahr 2015 eingesetzt wurde, um die Gesundheitsförderung und die Prävention in Deutschland durch die gesetzlichen Krankenkassen zu stärken (Bödeker & Moebus, 2020), könnte hierbei einen positiven Beitrag leisten. So konnte z.b. die Ausgangslage für die Gesundheitsförderung seit 2016 durch das Präventionsgesetz in den Kindergärten deutlich verbessert werden, da die Krankenkassen hier mehr Geld ausgeben (Geene, 2019, S.1). Untersuchungen von Bödeker & Moebus (2020) konnten aufzeigen, dass die vorgegebenen Richtwerte im Präventionsgesetz durch die gesetzliche Krankenversicherung (GKV) erreicht wurden. Trotzdem konnte festgestellt werden, dass die Präventionskosten weiterhin im Vergleich zu den Gesamtausgaben der GKV abnehmen. Eine weitere Forderung von Kobel & Wartha (2020) ist, dass mehr in die wissenschaftliche Forschung und Entwicklung neuer und bestehender Konzepte investiert sowie mehr Bewusstsein für Prävention in der Gesellschaft geschaffen werden müsste (Kobel & Wartha, 2020). Das in Deutschland geplante Forschungszentrum für Kinder- und Jugendgesundheit (DZKJ) könnte hierbei einen positiven Beitrag in der Forschung in den Bereichen Gesundheitsförderung und Prävention leisten (Butler et al., 2019). Laut DLR Projektträger (2020) ist ein Aufbau des DZKJ ab Mitte 2022 geplant.

Die Politik spielt eine entscheidende Rolle und müsste der Gesundheitsförderung eine höhere Priorität einräumen (Kobel & Wartha, 2020). Gesundheitsförderung sollte fester Bestandteil in der Gesamtpolitik sein und in allen politischen Bereichen besser verankert werden. Angefangen von der Stadtentwicklung über die Jugendhilfe sowie die Bildungs- und Sozialplanung und natürlich darüber hinaus. Dafür müssten diese Bereiche besser untereinander vernetzt sowie mehr Wissenstransfer vorhanden sein (Anonym, 2018). Es werden nachfolgend drei verschiedene Ansätze aufgezeigt, die eine positive Umsetzung der Vernetzung und Wissenstransfer anstreben. Zum einen ist es der 2003 gegründete bundesweite Kooperationsverbund „Gesundheitliche Chancengleichheit", ein Verbundprojekt der Bundeszentrale für gesundheitliche Aufklärung (BZgA), das den Schwerpunkt auf sozial benachteiligte Menschen z.B. im Bereich der Kindergesundheit legt. Dieser Kooperationsverbund ist ein Bündler zwischen Kooperationspartnern wie Ärzten, Koordinationsstellen, Wohlfahrts- und kommunalen Spitzenverbänden und bietet auf seiner Internetseite eine bundesweite Datenbank mit wichtigen Informationen für die Praxis an. Dieser Kooperationsverbund kann als gutes Beispiel für eine gute integrierte Vernetzung und

Beratung im Bereich der Gesundheitsförderung gesehen werden (Kilian et al., 2016). Ein weiteres positives Beispiel liefert das Präventionsnetzwerk Ortenaukreis, welches im Rahmen einer Ausschreibung vom Bundesministerium für Bildung und Forschung entwickelt wurde. Hier sollen die körperliche und seelische Gesundheit sowie die soziale Teilhabe aller Kinder im Alter von 3 bis 10 Jahren und ihrer Familien gefördert werden. Dies erfolgt in Verbindung mit einem übergreifenden Netzwerk aus Jugendhilfe, Gesundheit- und Bildungswesen sowie frühen Hilfen. So konnte hier eine durchgängige Präventionskette für den Zeitraum von Geburt bis zum 10. Lebensalter abgedeckt werden. Aufgrund der erfolgreichen Umsetzung, wurde nach einer vierjährigen Förderphase das Förderungsprogramm dauerhaft in einer Finanzierung integriert (Rauh & Böttinger, 2019). Auch hier war das neue Präventionsgesetz, welches 2015 in Kraft gesetzt wurde, der Trigger für die Initiative. Dieses Gesetz nimmt die Kommunen im Hinblick auf eine langfriste Gesundheitsstrategie stärker in die Pflicht. Eine weitere Möglichkeit um die Vernetzung und den Wissenstransfer zu verbessern, wäre ein „Health Impact Assessment" (HIA) zu integrieren (Anonym, 2018). Health Impact Assessment, auch Gesundheitsverträglichkeitsprüfung genannt, nutzt verschiedene Verfahren, Methoden und Instrumente, um z.B. bei politischen Entscheidungsprozessen durch Vorhersagen oder Beurteilungen negative gesundheitliche Auswirkungen in der Bevölkerung zu vermeiden (Linden & Töppich, 2016). Das HIA spiegelt genau das wider, was in der Ottawa-Charta zu Handlungsstrategien und Handlungsfeldern in der Gesundheitsförderung beschrieben wurde. Hier stellt sich die Frage, warum das HIA noch nicht fester Bestandteil in der Gesamtpolitik für die Gesundheitsförderung ist.

4   ZUSAMMENFASSUNG / FAZIT

Die Fragestellung dieser Arbeit „Welche gesundheitsfördernden Maßnahmen können nachhaltig die Entwicklung bei Kindergartenkindern stärken?" konnte in verschiedenen Richtungen beantwortet werden. So ist das Setting im Kindergarten eine wirksame Möglichkeit um Gesundheitsförderung gezielt umzusetzen. Es ist hierbei wichtig, dass es zu einer Bereitschaft seitens des pädagogischen Fachpersonals, der Eltern und der Kinder kommt und die Fördermaßnahmen als nützlich und sinnvoll erachtet werden. Der Kindergarten muss dafür aber auch die nötigen Ressourcen, wie z.B. ausreichende Raumgestaltung, Integration der Gesundheitsförderung in das pädagogische Konzept sowie Fachpersonal, Bewegungs- und Ruhemöglichkeiten zur Verfügung stellen. Eine Möglichkeit um Gesundheitsförderung zu verbessern, ist das Public Health Nursing in den Kindergarten zu integrieren. Projekte die größtenteils in den Kindergärten stattfinden, wie z.b. „Komm mit in das grüne Boot", konnten positive Auswirkungen z.b. auf die körperliche Gesundheit zeigen. Gesundheitsförderung sollte ganzheitlichen Ansätzen folgen, also die biopsychosozialen Perspektiven mitbetrachten, sowie auf alle drei Gesundheitsressourcen (körperliche, personale und soziale) eingehen. Die Gesundheitsförderungsleitlinien der BZgA können hierbei helfen einen kindgerechten Zugang zu ermöglichen und die Gesundheitsressourcen zu stärken. Die Bewegungsförderung liefert hier einen wichtigen Beitrag und beeinflusst z.b. die körperliche und motorische Entwicklung des Kindes positiv. Des Weiteren wirkt sich ein stabiles und kindgerechtes Familienumfeld positiv auf die Entwicklung eines Kindes aus. Dagegen zeigen sich Armut, Arbeitslosigkeit, soziale Isolation und Migrationshintergrund als ungünstige Einflussfaktoren. Daher ist es wichtig, solche Einflussfaktoren bei der Gesundheitsförderung mitzubetrachten und bedarfsgerechte Förderung anzubieten. Hier kann der Kooperationsverbund „Gesundheitliche Chancengleichheit" als positives Praxisbeispiel erwähnt werden. Wichtig ist im Hinblick auf die zukünftige Weiterentwicklung der Gesundheitsförderung, dass die verschiedenen Bereiche der Politik eng zusammenarbeiten und so die negativen und positiven Auswirkungen auf die Gesundheit in politischen Entscheidungen mitberücksichtigen.

Die Gesundheit sollte als fester Bestandteil des Lebens verstanden werden und nicht als ein Ziel, welches erreicht werden muss. Wir als Erwachsene sollten für die Kinder ein Vorbild sein und eine bewusste gesundheitsorientierte Haltung vorleben.

5   LITERATURVERZEICHNIS

Anonym. (2018). Vorrang für Verhältnisprävention. *Das Gesundheitswesen,*

80(11), 933–933. https://doi.org/10.1055/a-0744-1311

Bödeker, W., & Moebus, S. (2020). Ausgaben der gesetzlichen Krankenversi-

cherung für Gesundheitsförderung und Prävention 2012–2017: Positive

Effekte durch das Präventionsgesetz? *Das Gesundheitswesen, 82*(03),

282–287. https://doi.org/10.1055/a-0829-6632

Bundeszentrale für Gesundheitliche Aufklärung (BZgA). (2018). *Leitbegriffe der*

Gesundheitsförderung und Prävention, Glossar zu Konzepten, Strate-

gien und Methoden, E-Book 2018. https://doi.org/10.17623/BZGA:224-

E-BOOK-2018. Köln: Bundeszentrale für gesundheitliche Aufklärung

(BZgA)

Butler, J., Geene, R., Loss, J., & Schneider, S. (2019). Das Deutsche Zentrum

für Kinder- und Jugendgesundheit: Eine Chance für die Forschung im

Bereich Sozialmedizin, Gesundheitsförderung und Prävention. *Das Ge-*

sundheitswesen, 81(03), 165–167. https://doi.org/10.1055/a-0860-6938

BZgA (Hrsg.). (2005). *"Früh übt sich ...! - Gesundheitsförderung im Kindergar-*

ten. Impulse, Aspekte und Praxismodelle; Dokumentation einer Exper-

tentagung der Bundeszentrale für gesundheitliche Aufklärung (BZgA)

vom 14. Bis 15. Juni 2000 in Bad Honnef (2. Aufl). Köln: Bundeszentrale

für gesundheitliche Aufklärung (BZgA).

BZgA (Hrsg.). (2017). *Nationale Empfehlungen für Bewegung und Bewegungs-*

förderung (Aufl. 1.2.06.17). Köln: Bundeszentrale für gesundheitliche

Aufklärung (BZgA).

DLR Projektträger. (2020, Juni 14). *Informationsveranstaltung zu Förderrichtli-*

nien zur Konzeptentwicklung der Deutschen Zentren für Kinder- und Ju-

gendgesundheit und für Psychische Gesundheit. Abgerufen von

https://www.dlr.de/pt/Portaldata/45/Resources/Doku-

mente/GF/Informationsveranstaltung_DZKJ_und_DZP.pdf [08.12.2020]

Friede, C., Martens, D., Heimann, J., Pretzsch, M., Molitor, H., Bloem-Trei, B.,

    & Peters, J. (2020). Naturerfahrungsräume in Großstädten – Eine Mög-

lichkeit für Gesundheitsförderung in der Nachbarschaft. In K. Böhm, S.

Bräunling, R. Geene, & H. Köckler (Hrsg.), *Gesundheit als gesamtge-*

sellschaftliche Aufgabe (S. 369–375). Wiesbaden: Springer Fach-

medien Wiesbaden. https://doi.org/10.1007/978-3-658-30504-8_36

Geene, R. (2019). Gesundheitsförderung in Kindertageseinrichtungen. In M.

Tiemann & M. Mohokum (Hrsg.), *Prävention und Gesundheitsförderung*

(S. 1–10). Berlin, Heidelberg: Springer. https://doi.org/10.1007/978-3-

662-55793-8_93-1

Gosch, A. (2019). *Gesundheit und Gesundheitsförderung in Kindertagesstät-*

ten. Stuttgart: W. Kohlhammer.

Hasseler, M. (2006). Potenziale pflegerischer Berufe in Prävention und Gesund-

heitsförderung. *Prävention und Gesundheitsförderung, 1*(3), 166–173.

https://doi.org/10.1007/s11553-006-0029-x

Holoch, E., Lüdeke, M., & Zoller, E. (Hrsg.). (2017). *Gesundheitsförderung und*

Prävention bei Kindern und Jugendlichen: Lehrbuch für die Gesund-

heits- und Kinderkrankenpflege (1. Auflage). Stuttgart: W. Kohlhammer.

Kaluza, G., & Lohaus, A. (2006). Psychologische Gesundheitsförderung im Kin-

des- und Jugendalter: Eine Sammlung empirisch evaluierter Interventi-

onsprogramme. *Zeitschrift für Gesundheitspsychologie, 14*(3), 119–134.

https://doi.org/10.1026/0943-8149.14.3.119

Karger, C. (2015). *Wirksamkeit von bewegungsfoerdernden Massnahmen bei*

Kindern im Alter von 3 bis 10 Jahren. Eine empirische Bestandsanalyse

im Zeitraum von 2000-2012. Karlsruher Institut für Technologie (KIT),

Karlsruhe. Abgerufen von https://doi.org/10.5445/IR/1000050684

Kerschenbauer, T. (2011). *Institution Kindergarten als Setting für Gesundheits-förderung und Implementierung des Public Health Nursing*. Diplomar-beit, Universität Wien. Fakultät für Sozialwissenschaften. Abgerufen von https://othes.univie.ac.at/18329/ [16.11.2020]

Kilian, H., Lehmann, F., Richter-Kornweitz, A., Kaba-Schönstein, L., & Mielck, A. (2016). Gesundheitsförderung in den Lebenswelten gemeinsam stär-ken: Der Kooperationsverbund „Gesundheitliche Chancengleichheit". *Bundesgesundheitsblatt - Gesundheitsforschung - Gesundheitsschutz, 59*(2), 266–273. https://doi.org/10.1007/s00103-015-2287-2

Kobel, S, & Wartha, O. (2020). Health Promotion – A Vision and Task for the Next 10 Years. *Deutsche Zeitschrift für Sportmedizin/German Journal of Sports Medicine, 71*(5), 87–88. https://doi.org/10.5960/dzsm.2019.415

Kobel, Susanne, Henle, L., Laemmle, C., Wartha, O., Szagun, B., & Steinacker, J. M. (2020). Intervention Effects of a Kindergarten-Based Health Pro-motion Programme on Motor Abilities in Early Childhood. *Frontiers in Public Health, 8*, 219. https://doi.org/10.3389/fpubh.2020.00219

Kobel, Susanne, Wartha, O., Lämmle, C., Dreyhaupt, J., & Steinacker, J. M. (2019). Intervention effects of a kindergarten-based health promotion programme on obesity related behavioural outcomes and BMI percen-tiles. *Preventive Medicine Reports, 15,* 100931. https://doi.org/10.1016/j.pmedr.2019.100931

Krug, S., Worth, A., Finger, J. D., Damerow, S., & Manz, K. (2019). Motorische Leistungsfähigkeit 4- bis 10-jähriger Kinder in Deutschland: Ergebnisse aus KiGGS Welle 2 und Trends. *Bundesgesundheitsblatt - Gesundheits-forschung - Gesundheitsschutz, 62*(10), 1242–1252. https://doi.org/10.1007/s00103-019-03016-7

Linden, S., & Töppich, J. (2016). Health Impact Assessment (HIA) / Gesund-heitsverträglichkeitsprüfung. Abgerufen 3. Dezember 2020, von

Leitbegriffe der Gesundheitsförderung und Prävention: Glossar zu Konzepten, Strategien und Methoden. Website: https://doi.org/10.17623/BZGA:224-I064-1.0

Lippke, S., & Renneberg, B. (2006). Konzepte von Gesundheit und Krankheit. In B. Renneberg & P. Hammelstein (Hrsg.), *Gesundheitspsychologie* (S. 7–12). Berlin, Heidelberg: Springer. https://doi.org/10.1007/978-3-540-47632-0_2

Rauh, K., & Böttinger, U. (2019). Systemübergreifende Netzwerke als Grundlage früher Prävention und Gesundheitsförderung - Das Präventionsnetzwerk Ortenaukreis (PNO) als kommunales Beispiel nachhaltiger Umsetzung im Flächenlandkreis. *Forum Gemeindepsychologie, 24*(2), 1–16. http://www.gemeindepsychologie.de/177.html

Richter-Kornweitz, A., Holz, G., & Kilian, H. (2017). Präventionskette / Integrierte kommunale Gesundheitsstrategie. Abgerufen 7. Dezember 2020, von Leitbegriffe der Gesundheitsförderung und Prävention: Glossar zu Konzepten, Strategien und Methoden. Website: https://doi.org/10.17623/BZGA:224-I093-1.0

Robert Koch-Institut. (2018). Körperliche Aktivität von Kindern und Jugendlichen in Deutschland – Querschnittergebnisse aus KiGGS Welle 2 und Trends. *Journal of Health Monitoring, 3*(1), 24–31. https://doi.org/10.17886/RKI-GBE-2018-006

Wartha, O. J., Kober, S., Lämmle, C., Mosler, S. C., & Baden-Württemberg Stiftung (Hrsg.). (2015). *Komm mit in das gesunde Boot: Ein Programm der Baden-Württemberg-Stiftung; Bewegung, Ernährung und Freizeitgestaltung mit den Inselpiraten; Kindergarten* (1. Aufl). Donauwörth: Auer.

Wartha, O., Steinacker, J. M., & Kobel, S. (2019). Gesundheitsförderung an baden-württembergischen Kindertageseinrichtungen: Aktuelle Situation,

Barrieren und Potentiale. *Prävention und Gesundheitsförderung, 14*(1),

53–59. https://doi.org/10.1007/s11553-018-0647-0

World Health Organization. (2010). *Global recommendations on physical activity for health.* Abgerufen von https://www.who.int/publications/i/item/9789241599979 [23.11.2020]

Zimmer, R. (2002). Gesundheitsförderung im Kindergarten. *Bundesgesundheitsblatt - Gesundheitsforschung - Gesundheitsschutz, 45*(12), 964–969. https://doi.org/10.1007/s00103-002-0515-z

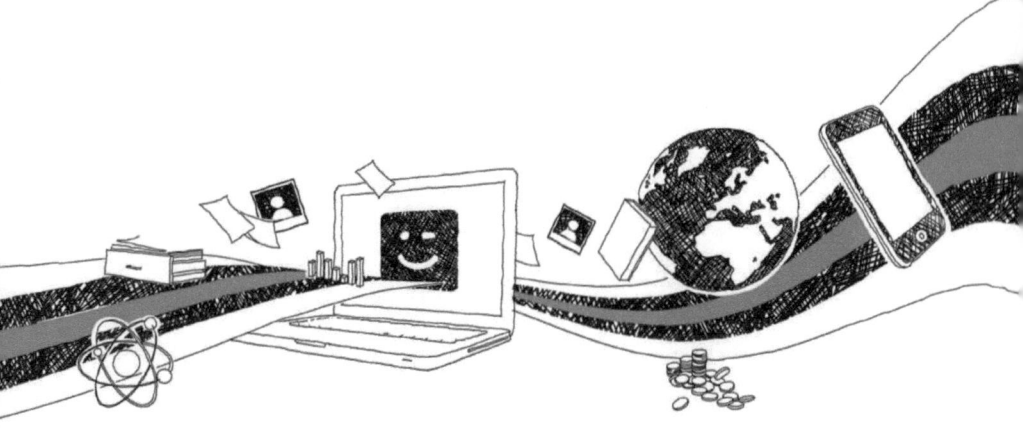
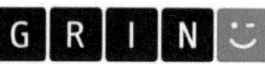